Valentin Penaud

La gestion des obturations défectueuses à l'amalgame

AF167275

Valentin Penaud

La gestion des obturations défectueuses à l'amalgame

Réparer ou remplacer ?

Éditions universitaires européennes

Impressum / Mentions légales
Bibliografische Information der Deutschen Nationalbibliothek: Die Deutsche Nationalbibliothek verzeichnet diese Publikation in der Deutschen Nationalbibliografie; detaillierte bibliografische Daten sind im Internet über http://dnb.d-nb.de abrufbar.

Information bibliographique publiée par la Deutsche Nationalbibliothek: La Deutsche Nationalbibliothek inscrit cette publication à la Deutsche Nationalbibliografie; des données bibliographiques détaillées sont disponibles sur internet à l'adresse http://dnb.d-nb.de.

Coverbild / Photo de couverture: www.ingimage.com

Verlag / Editeur:
Éditions universitaires européennes
ist ein Imprint der / est une marque déposée de
OmniScriptum GmbH & Co. KG
Heinrich-Böcking-Str. 6-8, 66121 Saarbrücken, Deutschland / Allemagne
Email: info@editions-ue.com

Herstellung: siehe letzte Seite /
Impression: voir la dernière page
ISBN: 978-3-8416-6167-8

Zugl. / Agréé par: Bordeaux, Université de Bordeaux, 2014

SOMMAIRE

La gestion de restaurations à l'amalgame défectueuses est un problème quotidien du praticien. Il y a encore quelques années, la seule thérapeutique reconnue pour traiter ces obturations était la dépose complète de celles-ci suivie par la réalisation d'une nouvelle restauration. L'essor d'une dentisterie plus conservatrice et l'apparition de nouvelles techniques de collage ont permis la naissance de nouvelles idées pour la gestion de ces amalgames défectueux. La remise en état par réparation, par réfection de l'étanchéité marginale ou par repolissage est proposée afin de n'intervenir que sur les défauts. En 2014, qu'en est-il de la réparation des amalgames défectueux ? Peut-on les réparer, dans quelles limites et suivant quels protocoles ?

1) Introduction

1.1) L'amalgame

1.1.1) Présentation et utilisation de l'amalgame

Il ne s'agit pas ici de réaliser une étude sur l'amalgame mais seulement de présenter ce matériau, celui-ci ayant été étant au centre de notre étude.

L'amalgame dentaire résulte de la combinaison d'une poudre d'alliage métallique (Argent, Cuivre, Etain, Zinc) avec un métal liquide à température ambiante, le mercure.

Trois types d'amalgames peuvent se distinguer :

- Les amalgames à faible teneur en cuivre, dits conventionnels

- Les amalgames à haute teneur en cuivre (cuivre supérieur à 12%) : parmi cette catégorie on distingue : les amalgames à phase dispersée et les amalgames *High Copper Single Composition* (HCSC).

Les amalgames conventionnels ont montré des propriétés mécaniques trop faibles et une mauvaise résistance à la corrosion. Ils ne sont plus commercialisés. Seuls les amalgames à phase dispersée et HCSC sont autorisés en 2014. Les amalgames HCSC sont les plus performants d'un point de vue mécanique et électrochimique. Ils représentent un matériau de choix pour un résultat clinique optimal (1)

Les amalgames conventionnels ayant été retiré du marché depuis la loi du 14 décembre 2000, les obturations défectueuses dont nous allons parler sont en grande majorité réalisées à l'amalgame HCSC (2).

Les amalgames sont le plus couramment utilisés pour les obturations de dents postérieures en site 1 (occlusal) et site 2 (proximal).(3)

1.1.2) La règlementation mondiale sur l'amalgame

L'amalgame est un matériau sujet à la controverse en ce qui concerne sa toxicité, liée à la présence de mercure, et le risque environnemental qu'il représente. Certains pays comme la Suède, le Danemark et la Norvège ont interdit l'utilisation de l'amalgame.(4) D'autres pays comme l'Allemagne en ont limité son utilisation, en interdisant sa mise en place chez les enfants et les femmes enceintes en particulier.

Les autres pays n'ayant pas réglementé sur ce sujet-là ont préféré émettre des recommandations et conseils sur l'utilisation de l'amalgame, comme par exemple les recommandations du Conseil de l'Hygiène Publique de France (5) ou de la *Food and Drug Administration* aux Etats-Unis (6).

1.2) Longévité des obturations à l'amalgame

On ne peut pas déterminer une durée de vie moyenne des obturations à l'amalgame. On donne seulement une valeur médiane de la longévité des obturations à l'amalgame, valeur médiane comprise entre 11 et 15 ans suivant les études (7). Cela signifie que 11 ans après la mise en place d'obturations à l'amalgame, la moitié des obturations sont encore en place et la moitié ont été déposées. Cette valeur est à nuancer : certains auteurs préfèrent seulement avancer que la valeur médiane de longévité est supérieure à 5 ans (8). Cependant, il est à noter que cette longévité est dépendante de plusieurs facteurs (9) :

- Nombres de faces concernées par l'obturation : plus l'obturation est importante plus la longévité de l'obturation est courte
- Types de dents : les prémolaires sont plus fragiles que les molaires
- Sculpture de la restauration : plus l'obturation présente une forme et une intégration occlusale proche de la situation initiale et plus la longévité sera importante.
- Facteurs liés au patient : on peut citer l'hygiène, les habitudes alimentaires, la compliance, la coopération, la cario-susceptibilité.
- Facteurs liés au praticien : on peut citer l'habileté, le plateau technique, le respect des indications, le respect de la mise en œuvre et le respect des bonnes pratiques au cours de ses soins. (10–12)

Passé un certain temps une partie des obturations à l'amalgame deviendront donc défectueuse, ce qui amène à réintervenir sur ces obturations.

1.3) <u>Causes des réinterventions sur les obturations à l'amalgame</u>

Les causes des dégradations des obturations à l'amalgame deviennent les causes de la dépose ou des réinterventions (réparation ou remplacement) sur ces obturations. Selon différents auteurs, les principales causes de réinterventions, présentées de la plus fréquente à la moins fréquente sont (13,14) :

- <u>Reprise de caries</u> sous l'amalgame : c'est la première cause de réintervention sur les obturations à l'amalgame. La reprise de carie peut être due à un mauvais curetage initial du praticien ou à une réinfiltration bactérienne causée par une dégradation de l'adaptation marginale de l'obturation.

- <u>Fracture marginale</u> : correspond à une fracture de l'obturation au niveau du joint entre le matériau et le tissu dentaire.

- <u>Fracture de la dent</u> : correspond à une fracture du tissu dentaire en rapport avec l'obturation à l'amalgame. Le plus souvent ces fractures concernent les cuspides qui se retrouvent fragilisées par une obturation trop volumineuse.

- Perte d'étanchéité marginale : le praticien diagnostique un défaut localisé à l'interface dent/obturation nécessitant une réintervention car susceptible d'être par la suite la cause d'une reprise de carie ou d'une fracture.

- Fracture de l'obturation dans la masse de l'amalgame : cela correspond à une fracture du cœur de l'amalgame, la restauration cédant alors.

- Douleur : le praticien peut être amené à déposer l'amalgame sans que celui-ci ne soit altéré en cas de douleur localisée au niveau de la dent présentant l'obturation.

- Anatomie défectueuse : l'anatomie de la restauration n'est plus fonctionnelle.

- Demande du patient : le patient demande au praticien de réintervenir sur l'obturation à l'amalgame soit pour des raisons esthétiques soit pour des raisons que le patient pense être médicales.

1.4) Avantages de la réparation de l'amalgame

Le fait de réparer une obturation à l'amalgame plutôt que de la déposer présente un certains nombres d'avantages que nous allons développer.

1.4.1) Diminution de la toxicité

1.4.1.1) Diminution de la toxicité individuelle

1.4.1.1.1) Pour le patient

La toxicité concernant les amalgames est liée à la présence de mercure dans l'amalgame. Il a été démontré que l'exposition au mercure était potentiellement dangereuse lorsque le mercure est à l'état de vapeur.

En ce qui concerne les patients, la libération continue de mercure des obturations à l'amalgame présentes en bouche ne présente aucun danger tant les doses de mercure sont faibles (16). C'est lors de la pose et de la dépose de l'amalgame que la toxicité du mercure est à considérer car le fraisage de l'amalgame élève la température et libère des quantités importantes de mercure (17). Cependant il n'y a aucun consensus sur les dangers liés à cette libération importante de mercure. Des parutions font état de lien entre certaines pathologies et une intoxication au mercure libéré par les amalgames. On impute à ces libérations de mercure des dysfonctionnements rénaux, nerveux (maladie de Parkinson, maladie d'Alzheimer) et immunologiques, cependant les liens entre ces pathologies et la libération de mercure des amalgames ont été réfutés (18).

Chez la femme enceinte, aucune étude ne prouve que la dépose d'une obturation à l'amalgame présente des dangers. Cependant on sait que le mercure traverse la barrière placentaire et se retrouve dans le liquide amniotique d'où les précautions émises quant à la femme enceinte (19).

Sans qu'il soit dangereux de déposer ces obturations à l'amalgame, un principe de précaution doit s'appliquer afin de limiter les augmentations des taux de mercure sanguins et urinaires. Déposer les obturations à l'amalgame sous digue et limiter la dépose des obturations à l'amalgame en privilégiant les réparations sont des principes de précautions à appliquer et qui visent à protéger le patient.

1.4.1.1.2) Pour le personnel soignant

En ce qui concerne l'exposition du personnel soignant (chirurgien-dentiste et assistant(e) dentaire), les études ont montré que les taux de mercure sanguin et urinaire étaient supérieurs aux taux de la population normale. Cependant aucun lien n'a été démontré entre ces taux de mercure et une augmentation du développement de pathologies (19). Sans qu'il soit dangereux de déposer ces obturations à l'amalgame, le praticien se doit de porter un masque, des gants et des lunettes de protection afin de se protéger des vapeurs de mercure libérées lors de l'acte.

1.4.1.2) Diminution de la toxicité environnementale

Au sein de l'Union Européenne, la consommation annuelle de mercure est de 440 tonnes dont 90 tonnes de mercure sont consacrées à l'usage dentaire (20). Bien que le secteur dentaire ne soit pas le seul domaine concerné par l'usage du mercure, sa consommation n'est pas négligeable et doit être prise en compte dans la pollution mercuriel environnementale.

On retrouve le mercure dans l'environnement sous trois formes : élémentaire, inorganique ou organique. Les formes élémentaires et organiques ne présentent pas de danger pour l'environnement tant qu'il reste sous ces formes. Le mercure libéré lors de la dépose d'une obturation à l'amalgame est sous forme élémentaire ou inorganique. Le danger provient du mercure organique également appelé méthylmercure. Celui-ci est produit par l'action de microorganismes et de bactéries méthanogènes sur le mercure inorganique qui le transforme en une substance organique dangereuse, le méthylmercure. Cette transformation a lieu dans les milieux anaérobies humides tels que les étangs, rivières ou océans car c'est dans ces endroits que l'on retrouve les bactéries méthanogènes. Pour évaluer la toxicité des amalgames sur l'environnement tant aquatique que terrestre, il faut évaluer son impact lors de son utilisation clinique, puis lors de l'évacuation de l'amalgame dans les eaux usées et enfin évaluer son impact lors de sa crémation.(20)

1.4.1.2.1) *Pollution par le mercure inorganique*

La pollution par le mercure inorganique n'est pas la principale à évaluer. Les valeurs pour lesquelles cette forme de mercure est nocive sont très éloignées des valeurs présentes dans l'environnement tant aquatique que terrestre. Le danger du mercure inorganique est qu'il peut se transformer en méthylmercure. Cette transformation va avoir lieu la plupart du temps en milieu aquatique sous l'action de bactéries méthanogènes. Elle se fait systématiquement dès que le mercure inorganique ou élémentaire entre en contact avec ces bactéries.

1.4.1.2.2) Pollution par le mercure organique

Cette forme très toxique du mercure est présente en milieu aquatique et terrestre à des taux très élevés. Les cabinets dentaires sont producteurs de cette forme de mercure : en rejetant du mercure inorganique ils rejettent inéluctablement du mercure organique, car une partie du mercure inorganique se transformera en mercure organique. Le problème de cette forme du mercure est qu'elle se transmet dans la chaine alimentaire et que le taux de méthylmercure chez les animaux en haut de la chaîne, dont l'Homme, est élevé.

Les risques de rejet de méthylmercure des cabinets dentaires dans la nature n'est pas quantifié mais il apparait comme la clé du problème de la pollution du mercure rejeté par les cabinets dentaires. (20)

En limitant la dépose des amalgames et en privilégiant leur réparation on peut espérer réduire le rejet de mercure dans l'environnement et en particulier diminuer le taux de méthylmercure qui parait être le plus dangereux pour l'environnement et la santé des êtres vivants quant à sa propagation tout au long de la chaîne alimentaire.

1.4.2) Economie Tissulaire

L'économie tissulaire est une notion importante de l'odontologie conservatrice moderne. La dépose d'une obturation à l'amalgame ne pourra pas se limiter à déposer seulement l'amalgame et l'éventuel tissu dentaire carieux. Il y aura toujours du tissu dentaire sain qui sera enlevé lors de l'intervention car les instruments que nous utilisons ne permettent

11

pas de différencier amalgame et tissu dentaire (21,22). La dépose complète d'une obturation à l'amalgame participe donc à fragiliser toujours plus la dent en se séparant de tissu sain. Réintervenir sans déposer peut être une des clés pour limiter ces pertes, en agissant uniquement sur le site présentant une anomalie. L'intervention se limite donc à la zone à problème et évite toute intervention néfaste dans les zones saines.

1.4.3) Réduction de l'importance de l'intervention

Un des avantages de réparer l'obturation plutôt que de la déposer et de la refaire complètement à neuf est la réduction de « l'importance » de l'intervention. En effet, la dépose complète puis la réalisation d'une obturation nouvelle nécessite une séance plus longue qu'une simple réparation. De surcroit, la complexité moindre de l'intervention va provoquer une diminution de l'anxiété du patient.

En ce qui concerne la douleur, la réparation de l'obturation ne nécessite en général pas d'anesthésie contrairement à la dépose d'une obturation qui est souvent source de douleur et qui contraint de réaliser l'intervention en anesthésiant. Le fait de ne pas à avoir à réaliser « la piqûre » diminue grandement l'anxiété de bon nombre de patients.

La réparation d'une obturation présente un moindre risque de douleur post-opératoire, l'intervention étant généralement à distance de la pulpe, que la dépose d'une obturation, celle-ci pouvant provoquer une inflammation pulpaire, source de douleurs post-opératoires.

2) Matériel et Méthode

L'objectif de notre étude est de répondre à la question suivante : Les restaurations dentaires à l'amalgame défectueuses peuvent-elles être réparées, dans quelles limites et par quels moyens ?

Pour répondre à cette question nous avons réalisé une étude bibliographique fondée sur une revue systématique de la littérature. Les recherches ont été effectuées en interrogeant les bases de données suivantes : PubMed, Medline et Cochrane Library.

Les mots-clés MeSH utilisés sont :

- " Dental "
- " Restoration "
- " Repair "
- " Amalgam "
- " NOT Crown "

Le mot « crown » a été exclu afin de réduire le nombre de réponses, ce terme ne nous intéressant pas.

Critères d'inclusion :

- Etudes ultérieures à 2009
- Etudes répondant aux thèmes de recherche

Critères d'exclusion :

- Etudes publiées avant 2009
- Etudes ne portant que sur la réparation des restaurations au composite

Trente-six articles pouvant être utilisés pour notre étude ont été sélectionnés à partir des mots-clés avant mise en place des critères d'exclusion/inclusion. Afin de ne travailler qu'avec des articles récents, les articles antérieurs à 2009 ont été éliminés. Ce sont donc sur 13 articles que nous avons appuyé notre étude.Les articles antérieurs à 2009 ont été éliminés car les avancées technologiques en matière de collage et d'adhésion évoluent rapidement et qu'il est nécessaire de travailler avec des études récentes. De plus, le concept de réparation a été rejeté massivement jusqu'à récemment.

Date de la fin de la recherche bibliographique : 20 Mars 2013

3) Résultats

3.1) Peut-on réparer les amalgames défectueux ?

Un amalgame défectueux est le plus souvent déposé intégralement puis remplacé par une nouvelle obturation (23). Des traitements alternatifs existent néanmoins, mais sont-ils plus efficaces que le remplacement complet de l'obturation ?

Aucune étude clinique longitudinale randomisée n'ayant été publiée sur le sujet, aucune indication fondée sur la preuve ne peut alors être émise concernant la réparation des amalgames (24–26). Toutes les études publiées présentaient des biais et ne pouvaient donc pas être considérées comme formelles pour émettre des indications et des conduites à tenir.

Néanmoins, en l'absence de recommandations clairement émises, l'ensemble des études réalisées sur le sujet s'accordent à dire que les solutions thérapeutiques alternatives à la dépose complète des obturations à l'amalgame sont des solutions intéressantes qui présentent des résultats dans le temps semblant similaires à ceux obtenus après dépose et remplacement de l'obturation, tout en étant moins invasive (25). Ces solutions thérapeutiques alternatives à la dépose totale de l'amalgame sont (27):

- Réfection de l'étanchéité marginale de l'obturation *(marginal sealing)* : Cette intervention consiste à placer une résine fluide type *sealant* comme agent d'étanchéité dans les défauts de petites étendues localisées au niveau du joint entre l'amalgame et le tissu dentaire .

- Remise à neuf de l'anatomie de l'obturation *(refurbishment)* : Cette intervention consiste à redonner une forme anatomique plus efficace à l'obturation en l'a retravaillant. Tout excès de matériau est retiré et la nouvelle forme est donnée en polissant les zones défectueuses à l'aide de fraise en carbure ou de strips abrasifs pour retoucher l'obturation en proximal. Aucun matériau n'est ajouté.

- Réparation de l'obturation *(repair)* : Cette intervention est réalisée lorsque l'on diagnostique une reprise de carie sous l'amalgame. La réparation consiste à déposer une partie de l'amalgame localisée autour de la reprise carieuse, puis à cureter l'ensemble du tissu dentaire infecté et enfin à obturer la cavité avec un matériau d'obturation (amalgame, résine composite, ciment verre ionomère).

L'étude la plus longue dans le temps (23) sur l'efficacité de ces traitement alternatifs s'est déroulée sur 7 ans. On ne peut pas donner de résultats chiffrés de cette étude car de nombreux patients sur lesquels ces interventions avaient été réalisées n'ont pas pu être revus à la fin de l'étude. Cependant les patients ayant été revus présentent de bons résultats. Il y a très peu d'échec, environ 4% sur les patients ayant été revus, soit 2 échecs après 7 ans sur les différents traitements alternatifs à la dépose de l'obturation (réparation, réfection de l'étanchéité marginale, remise en état de l'anatomie occlusale). Les auteurs notent une usure de ces réinterventions, notamment en ce qui concerne les remises en état de l'anatomie des obturations, qui, dès deux ans de suivi, présentent une usure importante. Les réfections de l'étanchéité marginale des obturations présentent également des usures importantes mais plus tard, essentiellement à sept ans. Les réparations semblent être les réinterventions les plus efficaces dans le temps en ne présentant aucun échec après 7 ans et très peu d'usure.

Ce que l'on peut retenir de ces études est qu'elles semblent montrer que les réparations des obturations à l'amalgame, ainsi que les autres traitements alternatifs au remplacement de l'obturation, présentent des résultats similaires dans le temps à la dépose et au remplacement de l'obturation mais sont moins invasifs.

3.2) Quand peut-on réparer, quand doit-on déposer ?
3.2.1) Défauts marginaux

Les défauts marginaux sont les défauts de l'obturation à l'amalgame situés au niveau du joint entre l'amalgame et le tissu dentaire. Le tableau 1 présente les indications de réparation et les indications de remplacement de la restauration à l'amalgame lorsque celle-ci présente des défauts marginaux (24).

	Réparation de l'amalgame possible	Remplacement de l'amalgame obligatoire
Défauts marginaux	Hiatus > 250µm avec exposition de dentine (non cariée)	Tout ou une partie de l'amalgame est mobile lorsque l'on passe la sonde au niveau du joint
	Perte de l'étanchéité marginale	Contours de l'obturation irréguliers et présence de hiatus généralisés tout autour de l'obturation
	Présence de contours irréguliers localisés autour de l'amalgame et de « marche » au passage de la sonde	Présence d'une lésion carieuse profonde non accessible pour réaliser une réparation
	Déminéralisation sévère de l'émail autour du joint dent/amalgame ou présence d'une cavité de carie débutante de faible étendue et accessible pour le soin.	

Tableau 1 : Critères de réparation ou de remplacement des restaurations à l'amalgame présentant des défauts marginaux (24)

En l'absence de tissu carieux, la réparation des défauts marginaux consiste à recréer le joint dent/amalgame en plaçant une résine fluide type *sealant* par collage afin de combler les hiatus et autres irrégularités au niveau du joint. En présence de tissu carieux autour de l'amalgame, il est nécessaire de procéder au curetage de la carie puis d'obturer. Si la lésion carieuse est trop profonde et qu'un curetage soigneux n'est pas possible en conservant l'amalgame, celui-ci doit être déposé.

3.2.2) Défauts de surface

Les défauts de surface sont les défauts concernant l'anatomie occlusale de l'amalgame, l'état de surface ainsi que les défauts d'occlusion associés à la restauration à l'amalgame. Le tableau 2 présente les indications de réparation et les indications de remplacement de la restauration à l'amalgame lorsque celle-ci présente des défauts de surface (24).

	Réparation de l'amalgame possible	Remplacement de l'amalgame obligatoire
Défauts de surface	Forme anatomique altérée mais pouvant être retrouvée en polissant et sculptant la restauration	Forme anatomique totalement perdue et irrécupérable par simple polissage, fraisage et nécessitant une nouvelle restauration
	Présence de surface d'usure de l'émail localisée et présence de contacts occlusaux nocifs pouvant être corrigés en retouchant la restauration	Usure excessive généralisée de l'émail et perte complète des points de contact occlusaux

Tableau 2 : Critères de réparation ou de remplacement des restaurations à l'amalgame présentant des défauts de surface (24)

Lorsque les défauts de surface de l'amalgame sont réparables, la réparation va se faire en retouchant la restauration : réalisation d'un nouveau polissage, nouvelle sculpture de la restauration. Il n'y a pas d'adjonction de matériau.

3.2.3) **Fractures**

Les fractures peuvent concerner l'amalgame ou le tissu dentaire (figures 2 et 4). Le tableau 3 présente les indications de réparation et les indications de remplacement de la restauration lorsque celle-ci présente une fracture de l'amalgame ou une fracture de la structure dentaire(24) .

	Réparation de la restauration possible	Remplacement de la restauration obligatoire
Fracture de l'amalgame	Fracture d'un éclat d'amalgame qui endommage la qualité du joint dent/amalgame et la qualité du contour de la restauration	Fracture avec perte complète de l'amalgame ou fractures multiples au sein de la restauration
	Fracture dans la masse de l'amalgame avec perte de moins de la moitié de l'amalgame	
Fracture de la structure dentaire	Eclats d'émail de grande étendue	Fracture de la dent
	Fracture d'une cuspide dont l'accès est aisé pour pouvoir la réparer	Fracture cuspidienne importante

Tableau 3 : Critères de réparation ou de remplacement des restaurations à l'amalgame présentant des défauts fractures (24)

3.2.4) Demande du patient

La réintervention sur une restauration à l'amalgame peut survenir à la demande du patient et ce pour diverses raisons : douleurs, raisons médicales invoquées par le patient, esthétique.

Le tableau 4 présente les indications de réparation et les indications de remplacement de la restauration lorsque celle-ci fait l'objet d'une demande du patient (24).

	Réparation de la restauration possible	*Remplacement obligatoire de la restauration*
Demande du patient	Amélioration de la fonction	Douleur
	Rugosités responsables de blessures de la langue	Patient complètement insatisfait de la restauration
		Demande esthétique du patient

Tableau 4 : Critères de réparation ou de remplacement des restaurations à l'amalgame face aux demandes possibles du patient (24)

Lorsque le patient se plaint de la rugosité de la restauration, la réparation est possible en polissant les bords rugueux. Il est possible d'améliorer la fonction des amalgames en retouchant l'occlusion.

Lorsque le patient se plaint du manque d'esthétique de son obturation à l'amalgame, la dépose de celle-ci est impérative. En effet, on retrouve dans une étude (28) une tentative de recouvrement de l'amalgame par un opaqueur blanc afin de masquer la couleur grise de l'amalgame responsable de l'inesthétique de celui-ci. Les résultats n'ont pas été satisfaisants.

En cas de douleur ou de demande absolue du patient, la dépose de l'obturation est impérative, celle-ci se fera sous digue afin de limiter l'exposition du patient au mercure.

3.3) Matériaux et protocoles de réparation des restaurations à l'amalgame

Lorsque la réparation de la restauration à l'amalgame est possible et qu'elle nécessite une adjonction de matériau, le choix d'un matériau et d'un protocole d'utilisation est nécessaire. Le critère de choix principal va se faire sur la force de liaison du matériau avec l'amalgame. Quels matériaux de réparation peut-on utiliser et quel protocole doit-on mettre en œuvre ?

3.3.1) Matériaux de réparation

Différents matériaux de réparation des restaurations à l'amalgame sont présentés dans la littérature : les résines composites, les résines composites fluides type *sealant*, l'amalgame, les ciments verres ionomères.

3.3.1.1) Sealant

Les *sealant* sont des résines composites fluides. Ces résines sont indiquées pour réparer les défauts marginaux des obturations à l'amalgame, elles permettent de recréer un joint entre le tissu dentaire et l'amalgame en comblant les hiatus qui existent à ce niveau (29). Ces composites fluides nécessitent la réalisation préalable d'un mordançage puis l'application d'un adhésif.

3.3.1.2) Amalgame

Les restaurations à l'amalgame défectueuses peuvent être réparées avec de l'amalgame tel que décrit chez Popoff et al (30). Cependant, l'amalgame n'ayant aucune adhésion avec l'amalgame, la rétention de la réparation sera purement mécanique. Cela nécessite que la forme de la cavité après curetage de la carie secondaire soit rétentive. Pour obtenir cette rétention, la forme de la cavité ne sera plus guidée par les principes d'économie tissulaire mais par les principes biomécaniques permettant la rétention de l'amalgame.

Une des alternatives proposées pour pallier ce problème est l'utilisation d'amalgame collé (31). Cette technique nécessite un adhésif qui permet le collage de l'amalgame sur l'amalgame. Les études ont montré que les micro-infiltrations sont plus importantes avec l'amalgame collé qu'avec les résines composites, les résines composites présentant un meilleur joint avec l'amalgame que l'amalgame collé sur l'amalgame existant (30).

L'amalgame n'apparait pas comme le matériau de choix des réparations des restaurations à l'amalgame.

3.3.1.3) Ciments Verres Ionomères (CVI)

Les ciments verres ionomères sont des matériaux intéressants car ils peuvent être utilisés soit comme matériau de réparation, soit comme agent intermédiaire d' adhésion pour le composite (32).

L'avantage des CVI est de ne pas avoir besoin d'agent intermédiaire pour adhérer à l'amalgame à condition que celui-ci soit rugueux (24). C'est donc un matériau présentant un protocole simple de réparation.

Les CVI peuvent être utilisés comme adhésif des résines composites sur les amalgames. En effet , selon une étude israélienne de Pilo et al (32), la force de liaison du composite sur l'amalgame est supérieure lorsque l'agent de liaison utilisé est un CVI plutôt qu'avec un adhésif conventionnel.

3.3.1.4) Résine Composite

La résine composite est le matériau de réparation des obturations à l'amalgame concentrant le plus grand nombre d'études. C'est un matériau dont la manipulation est aisée pour réaliser des réparations, malgré un protocole complexe. C'est un matériau esthétique et présentant des propriétés mécaniques intéressantes. Cependant la liaison chimique du composite à l'amalgame est nulle. Afin de créer une interface solide entre les deux matériaux, un protocole d'adhésion avec mise en place d'un agent intermédiaire de liaison doit être réalisé (24,28,30,33,34).

3.3.2) Mécanisme de liaison entre l'amalgame et le matériau de réparation

Aucune adhésion chimique ne se fait entre l'amalgame et les agents intermédiaires de liaison utilisés pour les matériaux de réparation. La liaison entre l'amalgame et le matériau de réparation est purement mécanique (32). L'agent intermédiaire de liaison se lie à l'amalgame en pénétrant dans les microrugosités de l'amalgame. Dans les études où l'on retrouve des visualisations au microscope électronique de l'interface entre l'amalgame, le composite et l'agent intermédiaire de liaison, les observations laissent apparaitre un vide de 0,5 à 1,5 µm entre l'agent intermédiaire de liaison et l'amalgame (32) alors que le composite est parfaitement adhérent à l'agent intermédiaire de liaison.

La liaison entre l'amalgame et le matériau de réparation étant purement mécanique, la force de liaison entre les deux est donc fortement influencée par l'état de surface de l'amalgame, celui-ci devant favoriser au maximum la liaison avec l'agent intermédiaire de liaison. La préparation de l'état de surface de l'amalgame doit donc permettre de créer une surface rugueuse pour que la liaison soit la plus forte possible.

3.3.3) Préparation de l'état de surface de l'amalgame

L'objectif de la préparation de l'état de surface de l'amalgame est d'obtenir des rugosités qui permettront d'obtenir une liaison mécanique entre le matériau de réparation et l'amalgame. Plusieurs techniques de préparation de l'état de surface de l'amalgame sont décrites dans la littérature :

- Le sablage à l'alumine (particules d'alumine de 50µm) de l'amalgame (28,32,35)
- Silicatisation puis silanage de l'amalgame : mise en place d'un revêtement de silice (particule de silice de 30µm) suivi de la mise en place de silane sur l'amalgame (28, 35)
- Passage d'une fraise diamantée (35)

Le sablage à l'alumine et la silicatisation de l'amalgame sont des techniques de traitement de surface de l'amalgame permettant la création de micro rugosités sur la surface de l'amalgame. A l'inverse, le traitement de la surface de l'amalgame par une fraise diamantée crée des macro rugosités ainsi que des micro rugosités (35).

Les effets mécaniques du sablage à l'alumine et de la silicatisation étant relativement doux, on obtient la suppression des grandes aspérités de surface ainsi que la suppression des principaux défauts de surface, la surface de l'amalgame est plus homogène. Cela fournit une rugosité de surface relativement uniforme pour l'application de l'agent de liaison (35).

En revanche, le degré élevé de rugosités induites par un traitement de surface à la fraise diamantée est susceptible de créer des défauts de surface ainsi que de profondes aspérités dans lesquelles l'agent de liaison ne peut pas pénétrer, ceci diminuant alors la force de liaison entre l'amalgame et son matériau de réparation (35).

L'absence d'études comparatives entre le sablage à l'alumine et la silicatisation-silanage ne permet pas de trancher pour l'une ou l'autre de ces méthodes. Ce qui ressort de la littérature est que la surface de l'amalgame doit être traitée de manière à créer des micro rugosités. La fraise diamantée ne doit pas être utilisée (28,35).

3.3.4) <u>Agents de liaison amalgame-matériau de réparation</u>

Les deux matériaux de réparation utilisés dans la littérature sont les composites (fluides ou *heavy*) et les ciments verres ionomères. La liaison entre ceux-ci et l'amalgame est purement mécanique, cependant des agents de liaison sont utilisés pour augmenter la force de liaison entre le matériau de réparation et l'amalgame. En fonction des études, différents agents de liaison sont utilisés.

Les ciments verres ionomères sont décrits comme pouvant être utilisés en tant que matériaux intermédiaires de liaison entre le composite et l'amalgame (24,32). Dans ce cas-là, après préparation de surface de l'amalgame et des tissus dentaires, un ciment verre ionomère est appliqué puis recouvert d'un composite.

La plupart des études décrivent des protocoles utilisant des adhésifs classiques pour résine composite (24,28,33,34). Aucune comparaison ne peut être réalisée entre ces études en raison des différences des protocoles expérimentaux. Le consensus se dégageant de ces études est qu'il vaut mieux utiliser un adhésif de type M&R (mordançage-rinçage) plutôt qu'un adhésif SAM (système auto mordançant). Le silanage de l'amalgame doit être réalisé avant le mordançage des tissus dentaires afin de ne pas inhiber le collage sur les surfaces dentaires.

Une autre étude préconise l'utilisation d'un primaire spécifique à l'adhésion sur les substrats métalliques (Alloy Primer®) suivi de l'application d'une colle Panavia21® (35). Ce primaire (Alloy Primer®) a pour but d'améliorer la liaison entre une résine composite et un substrat métallique, il apparait donc comme un produit très intéressant pour les réparations des restaurations à l'amalgame. Une seule étude britannique réalisée par Blum et publiée en 2012 (35) a étudié ce produit dans le cas de réparation d'amalgames. Le protocole utilisant ce primaire associé au Panavia21® a obtenu les meilleures résultats de l'étude en terme de force de liaison entre le composite et l'amalgame face à un adhésif MR3. C'est donc un produit intéressant mais qui nécessite des études complémentaires.

Aucun adhésif ou protocole ne peut être préconisé plus qu'un autre dans la mesure ou aucune étude ne les compare tous et que les résultats des différentes études ne peuvent pas être comparés.

4) Discussion

4.1) Cycle Restaurateur

Remplacer une obturation défectueuse par une nouvelle obturation entraine un agrandissement de la cavité et donc une augmentation de la perte tissulaire (22). Une dent atteinte d'une lésion carieuse va subir une restauration, dans le temps, cette restauration va se dégrader, elle sera alors remplacée par une restauration plus volumineuse qui elle-même sera plus tard remplacée par une obturation encore plus volumineuse et ainsi de suite jusqu'à ce que la dent nécessite d'être couronnée voire extraite. C'est ce qu'on appelle le *restorative cycle*, également appelé *spiral*.

La réparation des obturations permet de repousser au maximum l'avancée dans ce cycle. En ne déposant que la partie défectueuse de la restauration on limite au maximum l'agrandissement de l'obturation. En agissant ainsi on augmente la durée de vie des obturations tout en limitant l'accroissement de leur volume. La réparation des obturations possède donc toutes les qualités nécessaires pour limiter l'avancement de la dent traitée dans le cycle restaurateur.

Cela nécessite que les défauts des restaurations soient pris en charge à temps, tant que ceux-ci sont réparables, d'où l'importance de la visite de contrôle annuelle du patient chez son chirurgien-dentiste, et l'importance pour le praticien de contrôler cliniquement et radiologiquement toutes les obturations présentes en bouche lors de ces visites de contrôle.

4.2) L'enseignement, la formation et l'information sur les réinterventions a minima sur les amalgames

En 2010, environ 90% des universités américaines, britanniques, allemandes et scandinaves présentaient dans leur programme de formation des cours sur les réparations des restaurations défectueuses (24) . En 2000-2001, seule la moitié des universités allemandes avaient intégré ces cours. Il y a donc ces dernières années une prise de conscience de l'importance de ce sujet.

En France, des cours sur la réparation des restaurations sont inscrits dans les programmes officiels(36). Les jeunes générations de praticiens reçoivent donc un enseignement initial sur les réinterventions a minima des amalgames défectueux. Mais qu'en est-il des praticiens formés auparavant et n'ayant pas reçu cette formation initiale ?

Pour les praticiens en activité, c'est le rôle de la formation continue de pallier l'absence de formation initiale sur ce sujet. Or, dans la presse spécialisée francophone, le dernier article portant sur le sujet des réparations des obturations date de l'année 2000 (10). Ce sujet est peu développé, les praticiens ne sont donc pas informés et donc beaucoup moins susceptibles d'appliquer les principes de réparation des restaurations. On retrouve un grand nombre de publications récentes en anglais sur le sujet que l'on peut retrouver sur des plateformes scientifiques comme Pubmed (8,23,24), mais l'omnipraticien a besoin d'informations plus accessibles. Ce manque d'information est un frein à l'application des réparations des obturations.

4.3) Comportement des praticiens dans le choix de l'intervention à réaliser (réparation ou dépose)

Les indications de réparation et de dépose des amalgames ont été posées dans les paragraphes précédents, cependant, les comportements des praticiens vont varier en fonction de différents paramètres.

Une étude de grande ampleur a été menée aux Etats-Unis et dans les pays scandinaves afin d'étudier les facteurs influençant les praticiens dans leur choix de réparer ou déposer une obturation (37). Il ressort de cette étude que les praticiens ont plus tendance à réparer leurs amalgames défectueux lorsque ce sont eux qui ont réalisé cet amalgame. Les praticiens réparent davantage les amalgames lorsqu'ils travaillent dans un centre médical du service public. Les dentistes faisant le plus de soins conservateurs dans leur pratique sont ceux qui réparent le moins les amalgames défectueux : ils ont tendance à déposer l'obturation et à la refaire. Le volume de l'amalgame est également un facteur important, plus l'amalgame est volumineux et plus les praticiens vont avoir recours à la réparation plutôt qu'à la dépose. Enfin, plus l'année d'obtention du diplôme du praticien est récente et plus il aura tendance à opter pour les réparations, ce qui confirme ce qui est dit au paragraphe précédent sur l'enseignement des techniques de réparation.

4.4) Cotation des actes : système de santé français

En 2014, le changement du système de cotation des actes, passage de la Nomenclature Générale des Actes Professionnels (NGAP) à la Classification

Commune des Actes Médicaux (CCAM), oblige à revoir la cotation des actes de réparation des amalgames

Avec le système NGAP, aucune cotation spécifique à la réparation de restauration n'existe. La réparation ne peut être cotée que si l'on retrouve une perte de substance dentaire, avec mise en place d'un matériau d'obturation définitif. La cotation correspond ensuite au nombre de face de la dent touchée par la réparation. Si la réparation ne correspond pas à ces critères, elle n'ouvre pas droit à une cotation de la sécurité sociale et ne peut donc pas être remboursée par celle-ci. Si la réparation consiste à déposer une partie de l'amalgame pour cause de reprise carieuse, à cureter la carie puis à réparer l'amalgame, on peut coter un SC7 si par exemple le défaut ne concerne qu'une seule face. En revanche si l'on réalise une retouche de l'anatomie occlusale on ne se retrouve pas dans les critères qui ouvrent droit à une cotation sécurité sociale. (38)

Avec la CCAM, il faut chercher la cotation, appelée désormais codage, dans la section « Restauration des tissus durs de la dent ». On trouve dans cette rubrique les actes étant reconnus et leurs conditions de réalisation. « La restauration des tissus durs de la dent inclut l'exérèse des tissus lésés, la préparation amélodentinaire et la protection dentinopulpaire. Par lésion on entend : perte de substance quelle que soit son étiologie ». Le codage dépend ensuite de la dent concernée et du nombre de face concerné. On ne retrouve pas dans la CCAM de description d'acte spécifique pour la réparation des restaurations. De la même façon qu'avec le système NGAP, on retrouve l'idée de « lésion » pour pouvoir coder l'acte.

L'acte de réparation n'est donc toujours pas considéré comme un acte à part entière, la sécurité sociale ne distingue que le fait de réparer une lésion en mettant en place un matériau de réparation.

5) Cas cliniques

5.1) Cas cliniques n°1

Il s'agit d'une patiente de 24 ans présentant un amalgame occlusal sur 46. A l'examen clinique on remarque une reprise carieuse en vestibulaire de l'amalgame et un début de reprise carieuse en distal de l'amalgame (figure 1.1). Après curetage du tissu carieux, la préparation de l'état de surface consiste en un sablage à l'alumine (figure 1.2). Un protocole de collage en utilisant un système MR2 est ensuite mise en place. Les surfaces sont donc mordancées à l'acide orthophosphorique, rincées puis séchées. L'adhésif est ensuite appliqué puis photopolymérisé. Un composite est ensuite utilisé pour réparer l'amalgame (figure 1.3).

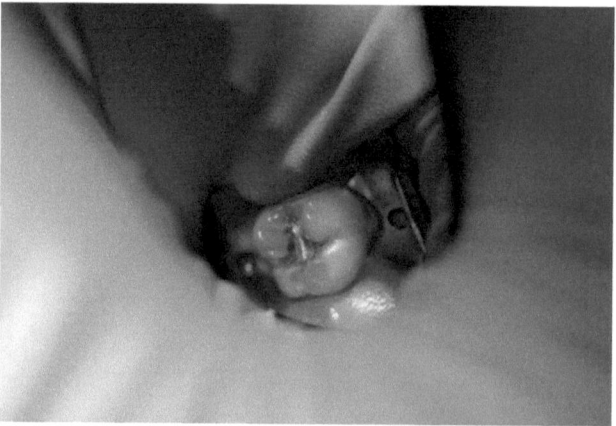

Figure 1 : Amalgame occlusal sur 46 avec reprise carieuse en vestibulaire et distal de celui-ci (photo de l'auteur).

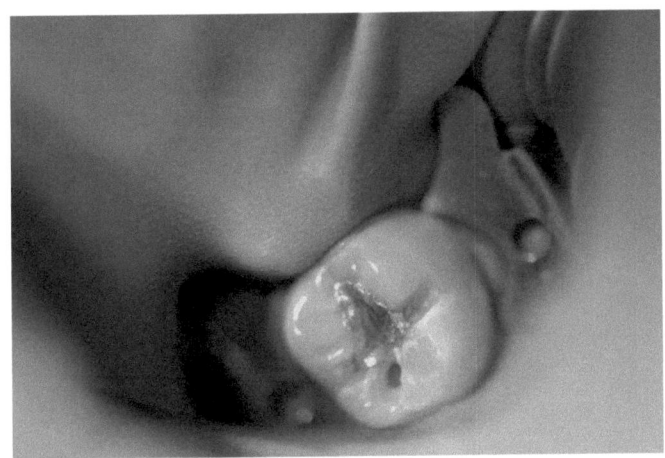

Figure 1.2 : Amalgame occlusal après curetage du tissu carieux en distal et en vestibulaire de la restauration (photo de l'auteur).

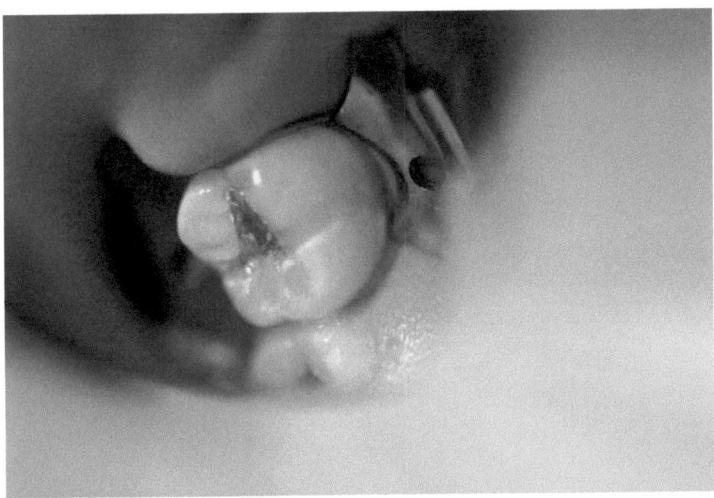

Figure 1.3 : Restauration à l'amalgame sur 46 réparée par un composite en distal et en vestibulaire (photo de l'auteur).

5.2) Cas clinique n°2

Il s'agit d'un patient de 24 ans présentant de nombreux amalgames occlusaux en bouche. L'examen clinique révèle, en distal de la dent 16, un hiatus localisé au niveau du joint entre l'amalgame et le tissu dentaire (figure2.1). Le patient nous indique que cette obturation a été réalisée 8 ans auparavant. L'absence d'autre défaut sur la dent nous amène à décider de réparer l'obturation au niveau du hiatus. Celui-ci est ouvert à l'aide d'une fraise flamme fine. Après ouverture, on retrouve du tissu carieux au niveau du joint, celui-ci est éliminé (figure 2.2). Pour combler la cavité, un composite fluide est utilisé, celui-ci est associé à un système de collage MR2 (mordançage, rinçage puis mis en place de l'adhésif) (figure 2.3). Un polissage est enfin effectué.

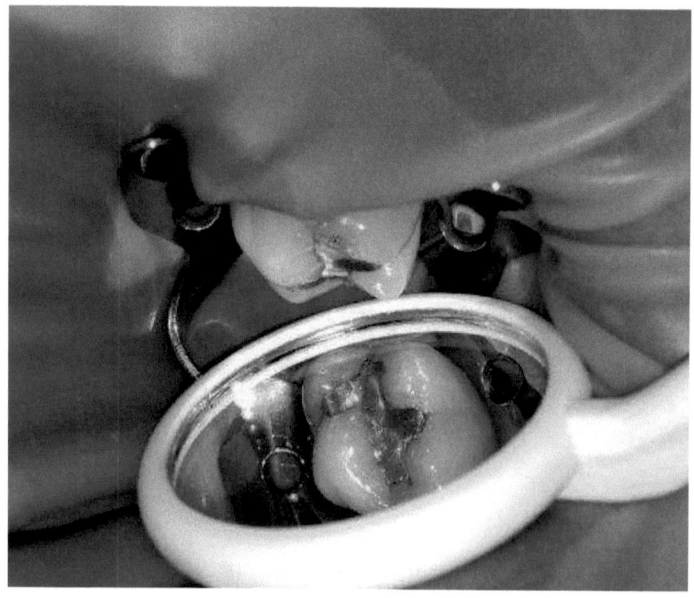

Figure 2.1 : Amalgame occlusal présentant une dégradation du joint distal à l'interface dent/amalgame sur 16 (photo de l'auteur)

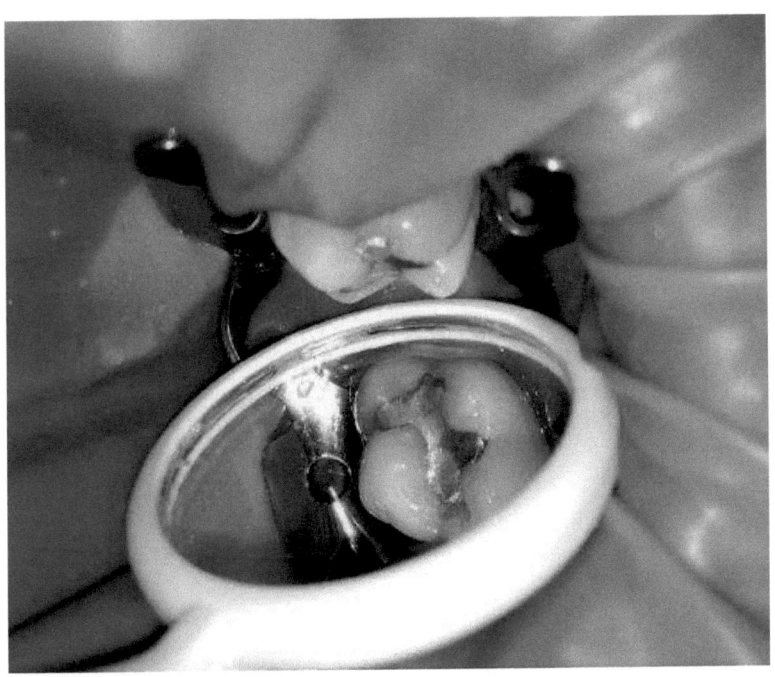

Figure 2.2 : Amalgame occlusale après ouverture du joint en distal puis curetage du tissu carieux (photo de l'auteur)

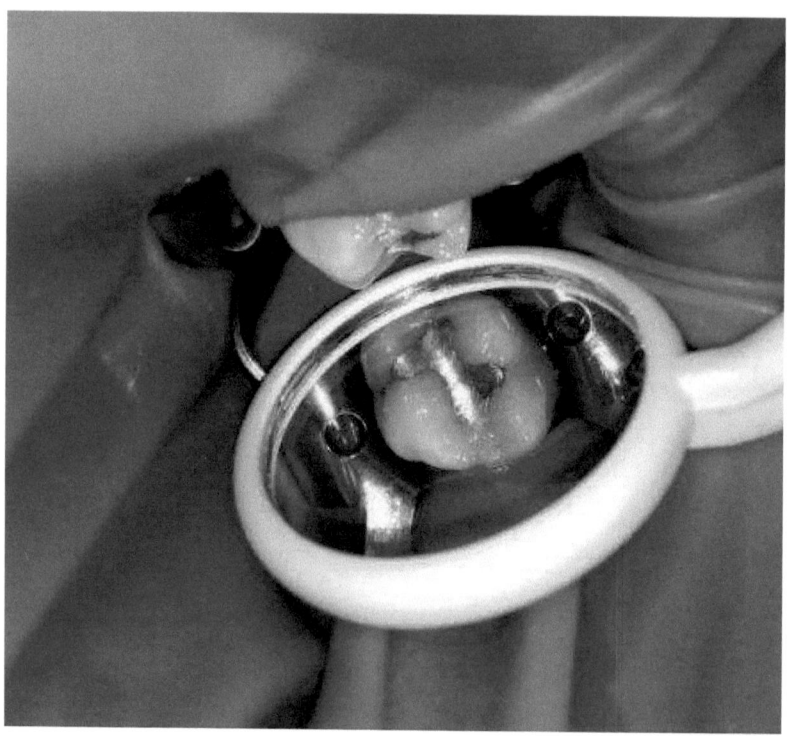

Figure 2.3 : Amalgame réparé au composite fluide en distal de la restauration (photo de l'auteur)

6) Conclusion

L'absence d'étude clinique longitudinale randomisée ne permet pas d'émettre de recommandations claires et précises quant à la réparation des obturations à l'amalgame. Les études existantes donnent tout de même des résultats encourageant sur les réparations, elles présentent des résultats similaires, en terme de longévité, à la dépose et au remplacement total de l'obturation, tout en présentant des avantages non négligeables : économie tissulaire, réduction des rejets mercuriels. La création de micro-rugosités sur la surface de l'amalgame à réparer est la clé afin d'obtenir une liaison amalgame-matériau de réparation (composite ou ciment verre ionomère) suffisamment forte, celles-ci peuvent être formées par un sablage à l'alumine ou par silicatisation. Aucun consensus permettant d'établir un protocole ne se dégage quant au matériau (résine composite ou ciment verre ionomère) ou adhésif à utiliser.

L'absence de cotation spécifique aux actes de réparation ainsi que le manque d'information sur ce sujet sont néanmoins des freins à sa généralisation.

BIBLIOGRAPHIE

1. Colon P. et coll, Amalgames dentaires, Encyclopédie médico chirurgicale 2008, 28-210-H-10

2. Duneton P. Décision du 14 décembre 2000 relative à l'interdiction d'importation, de mise sur le marché et d'utilisation de certains amalgames dentaires, JORF 2011;(1):21.

3. Colon P. et coll Obturation par un matériau : amalgame, Encyclopédie médico chirurgicale .1999, 23-136-A-05.

4. Le Monde.fr. Des ONG dénoncent l'utilisation du mercure dentaire, un « poison » dans la bouche des Français, Le Monde.fr 2011.

5. Conseil supérieur hygiène publique. CONSEIL SUPERIEUR D'HYGIENE PUBLIQUE DE FRANCE AVIS RELATIF A L'AMALGAME DENTAIRE. 1998.

6. Food and Drug Administration. FDA : final rule for dental amalgam. 2009.

7. Opdam NJM. et coll, Age of failed restorations: A deceptive longevity parameter. J Dent 2011;39(3):225-230.

8. Martin J. et coll, Management of Class I and Class II Amalgam Restorations with Localized Defects: Five-Year Results. Int J Dent 2013.

9. Bernardo M. et coll Survival and reasons for failure of amalgam versus composite posterior restorations placed in a randomized clinical trial. J Am Dent Assoc 2007;138(6):775-783.

10. Lasfargues J-J. et coll, Critères de remplacement et de réparation des obturations coronaires. Réalités Cliniques 2000;11(3):247-261.

11. Goldstein GR. The Longevity of Direct and Indirect Posterior Restorations is Uncertain and may be Affected by a Number of Dentist-, Patient-, and Material-Related Factors. J Evid Based Dent Pract 2010;10(1):30-31.

12. McCracken MS. et coll, A 24-month evaluation of amalgam and resin-based composite restorations Findings from The National Dental Practice-Based Research Network. J Am Dent Assoc 2013;144(6):583-593.

13. Burke FJT et coll. Influence of patient factors on age of restorations at failure and reasons for their placement and replacement. J Dent 2001;29(5):317-324.

14. Moncada G. et coll, Sealing, Refurbishment and Repair of Class I and Class II Defective Restorations A Three-Year Clinical Trial. J Am Dent Assoc 2009;140(4):425-432.

15. Lasfargues J-J. Concepts cliniques en odontologie conservatrice. SNPMD. Paris; 2001. 173 p.

16. Bates MN. et coll, Health effects of dental amalgam exposure: a retrospective cohort study. Int J Epidemiol 2004;33(4):894-902.

17. Koral S. Mercury from Dental Amalgam: Exposure and Risk Assessment. Compend Contin Educ Dent 2013;(34):138-140.

18. Anders A. et coll, The safety of dental amalgam and alternative dental restoration materials for patients and users. Commission européenne; 2008 mai p. 29-34.

19. Ritchie KA. et coll, Mercury vapour levels in dental practices and body mercury levels of dentists and controls. Br Dent 2004;197(10):625-632.

20. Dekant W. et coll Opinion on the environmental risks and indirect health effects of mercury in dental amalgam. Bruxelles: Union Européenne; 2008 mai.

21. Sardenberg F. et coll Evaluation of the dental structure loss produced during maintenance and replacement of occlusal amalgam restorations. Braz Oral Res 2008;22(3):242-246.

22. Brantley CF. et coll, Does the cycle of rerestoration lead to larger restorations? J Am Dent Assoc 1995;126(10):1407-1413.

23. Gordan VV. et coll, Alternative treatments to replacement of defective amalgam restorations Results of a seven-year clinical study. J Am Dent Assoc 2011;142(7):842-849.

24. Hickel R. et coll Repair of restorations – Criteria for decision making and clinical recommendations. Dent Mater 2013;29(1):28-50.

25. Sharif MO. et coll Repair or replacement of restorations: do we accept built in obsolescence or do we improve the evidence? Br Dent J 2010;209(4):171-174.

26. Sharif MO. et coll, Replacement versus repair of defective restorations in adults: amalgam. Cochrane Database of Systematic Reviews

27. Fernández EM. et coll Survival rate of sealed, refurbished and repaired defective restorations: 4-year follow-up. Braz Dent J 2011;22(2):134-139.

28. Özcan M. et coll Effects of Different Surface Conditioning Methods on the Bond Strength of Composite Resin to Amalgam. Oper Dent 2011;36(3):318-325.

29. Martin J. et coll, Minimal Invasive Treatment for Defective Restorations: Five-Year Results Using Sealants. Oper Dent 2013;38(2):125-133.

30. Popoff DA. et coll, Repair of amalgam restorations with composite resin and bonded amalgam: A microleakage study. Indian J Dent Res 2011;22(6):799.

31. Roggenkamp CL. et coll, In vitro Bond Strengths of Amalgam Added to Existing Amalgams. Oper Dent 2010;35(3):314-323.

32. Pilo R. et coll The influence of long term water immersion on shear bond strength of amalgam repaired by resin composite and mediated by adhesives or resin modified glass ionomers. J Dent 2012;40(7):594-602.

33. Çehreli SB. et coll, Amalgam Repair: Quantitative Evaluation of Amalgam-resin and Resin-tooth Interfaces with Different Surface Treatments. Oper Dent 2010;35(3):337-344.

34. Özcan M. et coll, Bond Strength Comparison of Amalgam Repair Protocols Using Resin Composite in Situations With and Without Dentin Exposure. Oper Dent 2010;35(6):655-662.

35. Blum IR. et coll, The effect of surface conditioning on the bond strength of resin composite to amalgam. J Dent 2012;40(1):15-21.

36. Ministère français de l'enseignement supérieur et de la recherche. Bulletin officiel n° 17 du 28 avril 2011. 2011 avr. Report No.: 17.

37. Valeria V. et coll, Repair or replacement of defective restorations by dentists in The Dental Practice-Based Research Network. JADA 2012; 143(6): 593-601.

38. Union Nationale des Caisses d'Assurance Maladie. NGAP. 2014.

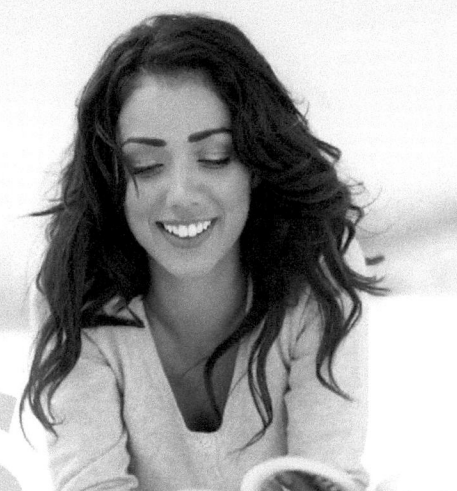 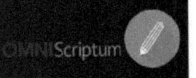

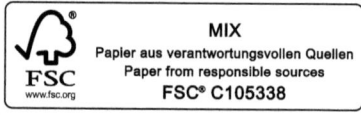

Printed by Books on Demand GmbH, Norderstedt / Germany